如何制作
高效膀胱

〔英〕柯斯蒂·霍姆斯 著、绘

冯常娜 译

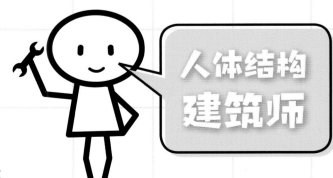

人体结构
建筑师

海天出版社
HAITIAN PUBLISHING HOUSE
·深圳·

版权登记号　图字：19-2020-155号

© 2020 Booklife Publishing
This edition is published by arrangement
with Booklife Publishing.

图书在版编目（ＣＩＰ）数据

如何制作高效膀胱 ／（英）柯斯蒂·霍姆斯著、绘 ；
冯常娜译. — 深圳 ：海天出版社，2022.3
（人体结构建筑师）
ISBN 978-7-5507-3294-0

Ⅰ．①如… Ⅱ．①柯… ②冯… Ⅲ．①膀胱－人体生
理学－儿童读物 Ⅳ．①R334-49

中国版本图书馆CIP数据核字(2021)第194725号

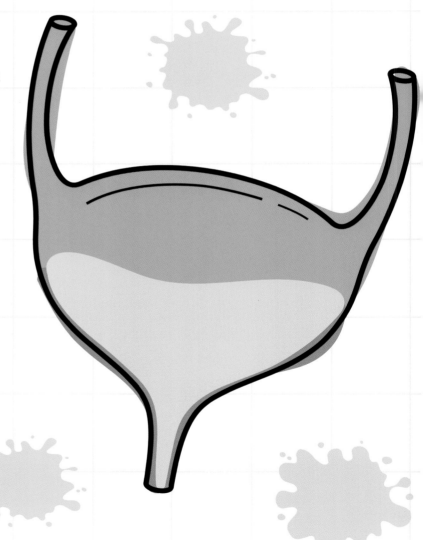

如何制作高效膀胱
RUHE ZHIZUO GAOXIAO PANGGUANG

出 品 人　聂雄前
责任编辑　邱玉鑫　陈少扬
责任技编　陈洁霞
责任校对　万妮霞
封面设计　朱玲颖

出版发行　海天出版社
地　　址　深圳市彩田南路海天综合大厦（518033）
网　　址　www.htph.com.cn
订购电话　0755-83460239（邮购、团购）
设计制作　米克凯伦（深圳）文化传媒有限公司
印　　刷　中华商务联合印刷（广东）有限公司
开　　本　889mm×1194mm　1/20
印　　张　1.4
字　　数　30 千
版　　次　2022 年 3 月第 1 版
印　　次　2022 年 3 月第 1 次印刷
定　　价　39.80 元

目录

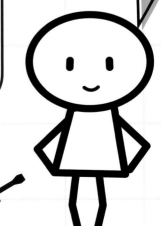

在阅读时遇到不懂的词语，可以参考第24页的术语表。

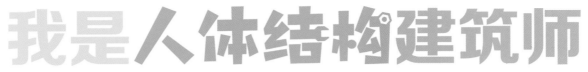

我是人体结构建筑师

嘿，你好！欢迎来到人体结构总部！我是人体结构建筑师伊恩，我的任务是帮你彻底了解人体的结构！

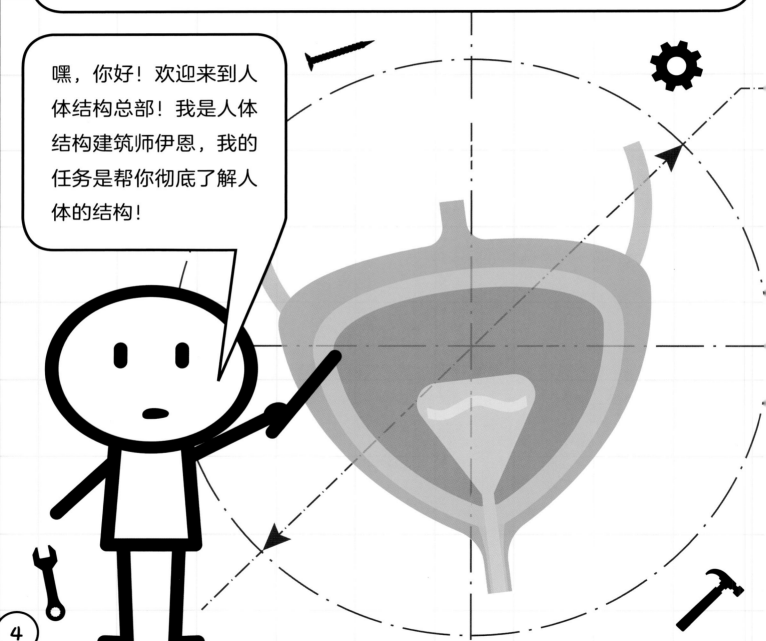

你想制作一个膀胱吗？快快翻开这本书吧！注意下面这些符号，它们会帮助你！

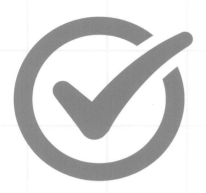

请这么做

别这么做

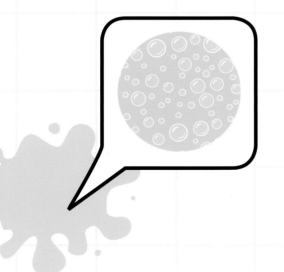

放大细节

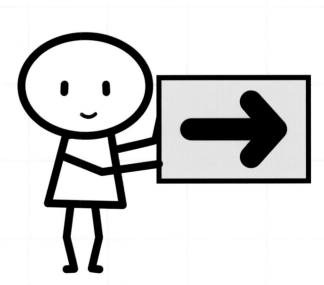

更多信息

好神奇的人体结构

你的身体就像一台不可思议的机器。它非常复杂，但又非常聪明。你的身体里有很多器官，每个器官都肩负着特殊的任务。

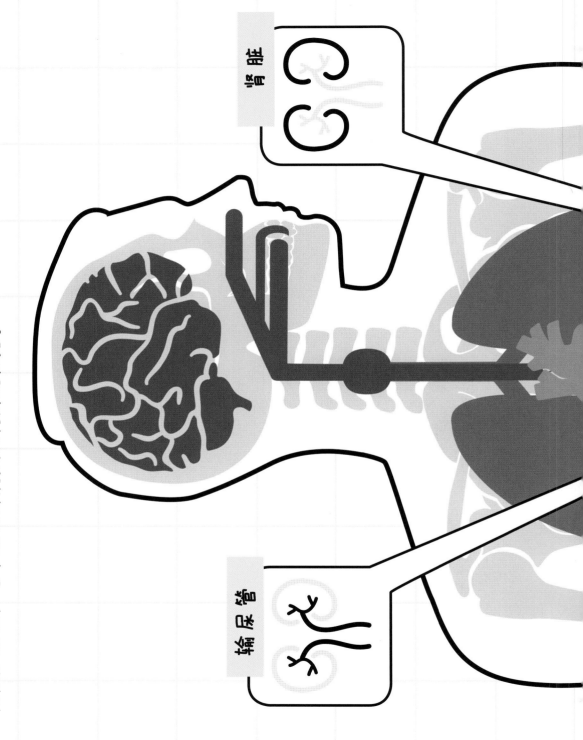

肾脏

输尿管

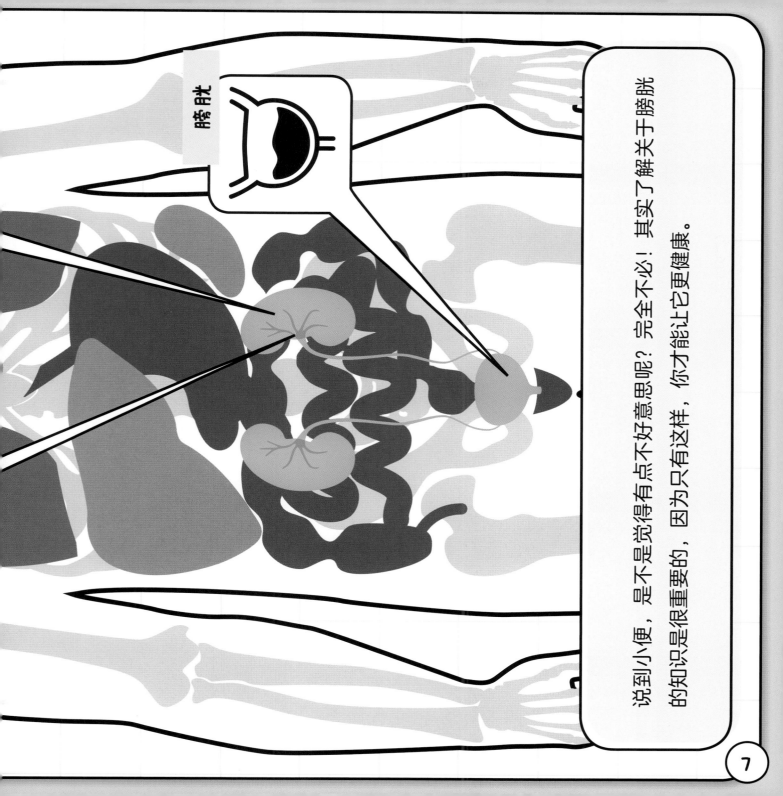

膀胱

说到小便，是不是觉得有点不好意思呢？完全不必！其实了解关于膀胱的知识是很重要的，因为只有这样，你才能让它更健康。

我们为什么需要膀胱

膀胱是一个储存尿液的器官，当你的膀胱被尿液充满时，它就会提醒你上厕所的时间到了。小便的学名是"尿"。你身体中所有有助于产生尿液的部分组成了泌尿系统。

 像一个装尿的袋子

 可以变大，能装更多的尿

 位于盆腔区域

 可以憋尿，防止漏尿

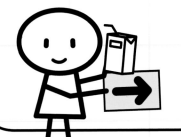

一个5岁小朋友的膀胱能装200毫升的尿液，和一盒果汁的量差不多。

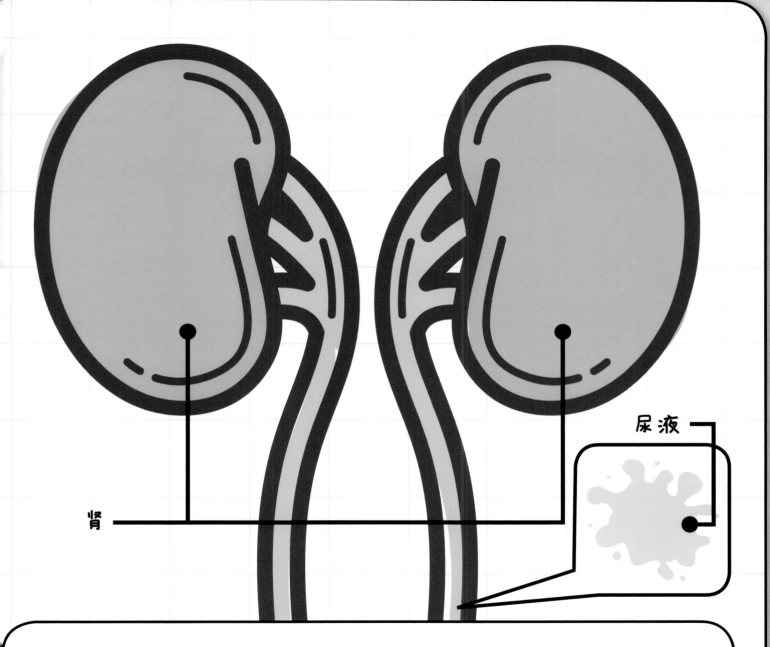

尿液

肾

膀胱和肾是连在一起的。人体有2个肾，它们的任务是过滤掉血液中的所有废物，并把这些废物变为尿液。

准备好各个零件

建造一个有效的泌尿系统，我们还
需要这些零件：

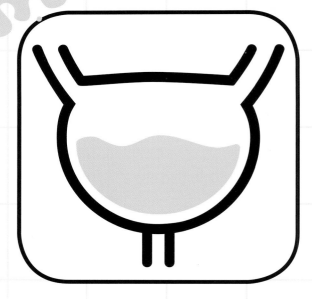

1个 膀胱

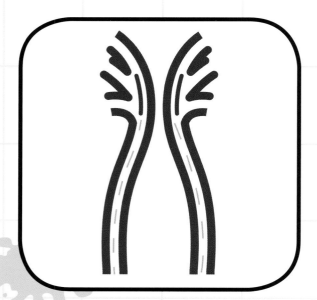

2条 输尿管

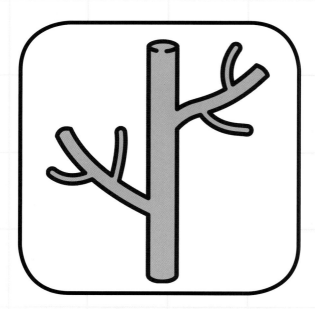

1条 肾静脉

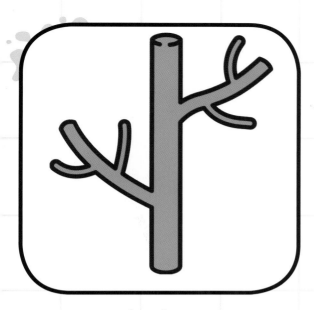

1条 肾动脉

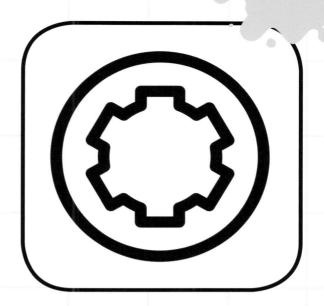

2块 括约肌

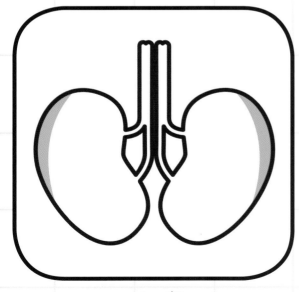

2个 肾

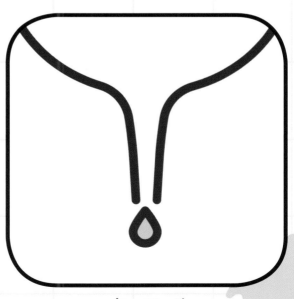

1条 尿道

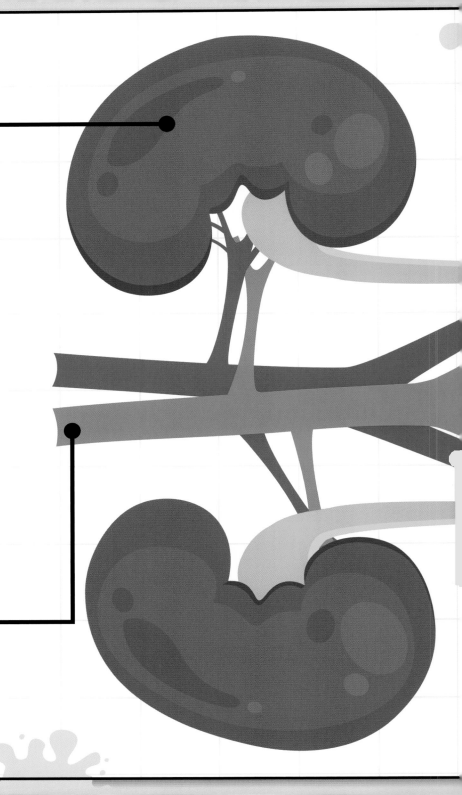

一起把零件拼起来吧

1. 血液通过静脉
   进入肾。

2. 肾去除废物和多
   余的水分。

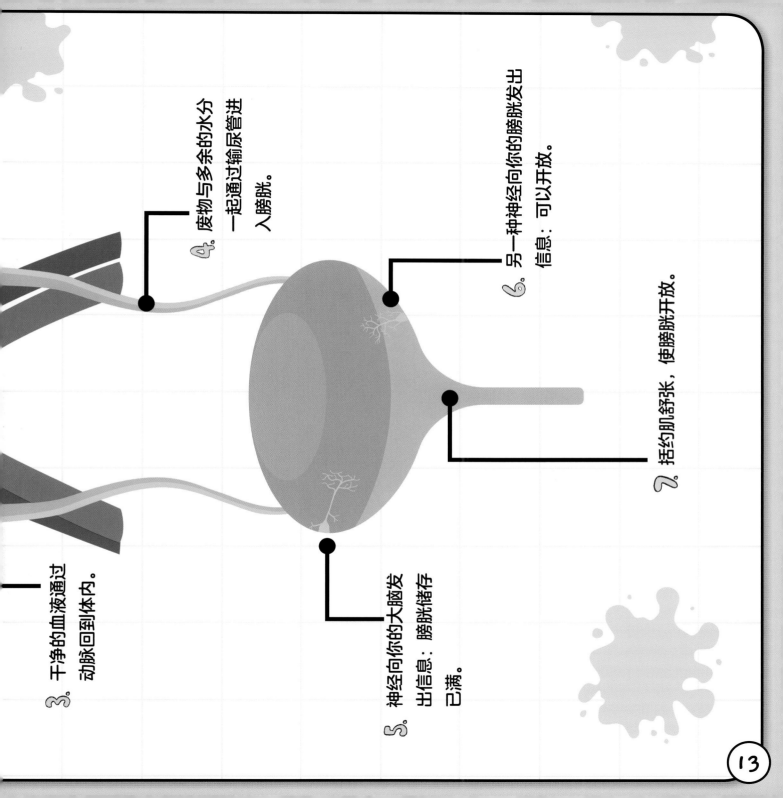

3. 干净的血液通过动脉回到体内。

4. 废物与多余的水分一起通过输尿管进入膀胱。

5. 神经向你的大脑发出信息：膀胱储存已满。

6. 另一种神经向你的膀胱发出信息：可以开放。

7. 括约肌舒张，使膀胱开放。

出现问题了怎么办

膀胱有时候也会闹小脾气，因为它是向外开放的，所以很容易受感染。

注意这些迹象：

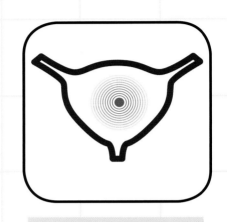

尿尿很疼

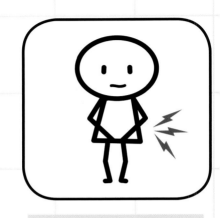

一直想尿尿

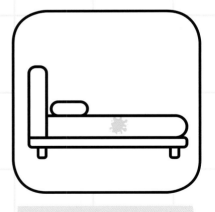

比平时更爱尿床

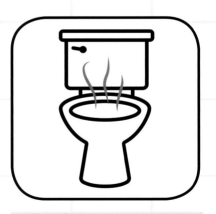

尿的气味跟平常不一样

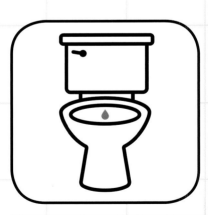

尿液里有一点点血

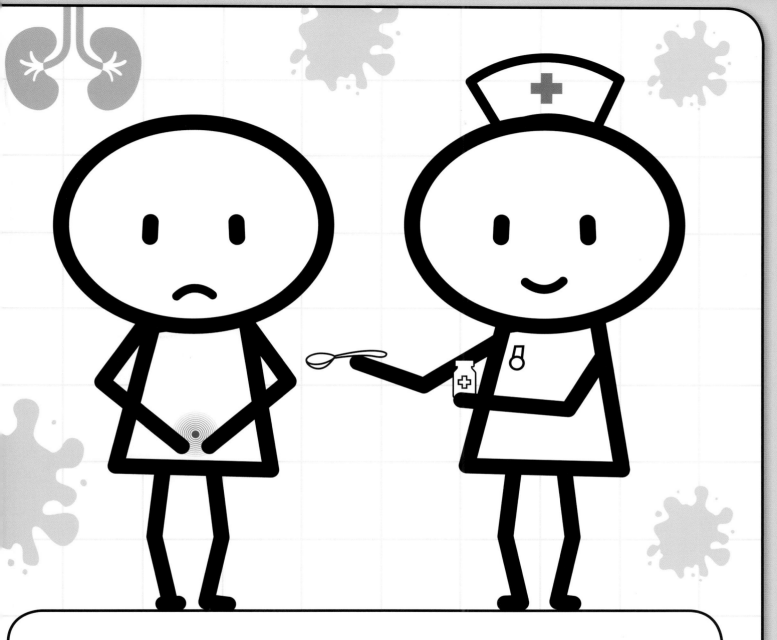

如果发现这些迹象，请你一定马上告诉你的家长！虽然用药物很容易就能治好这些症状，但还是越快治疗越好！

有趣的基础知识

每个肾大约有1000000个微小的过滤器，叫作肾单位。如果把它们全部排成一列，总长度竟能达到8千米！

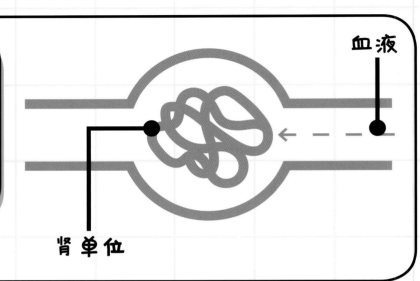

血液

肾单位

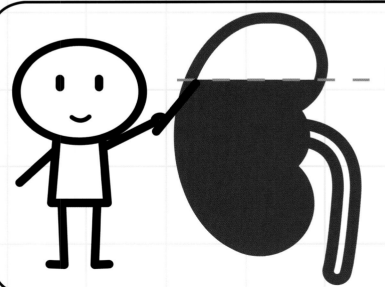

四分之三

实际上，你的身体不需要两个肾，而是只需要一个肾的四分之三就可以了。

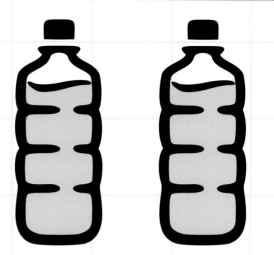

成年人每天排尿1—2升。

每年全球的人类要排放约6.4万亿升的尿液，足够填满一个湖泊了！

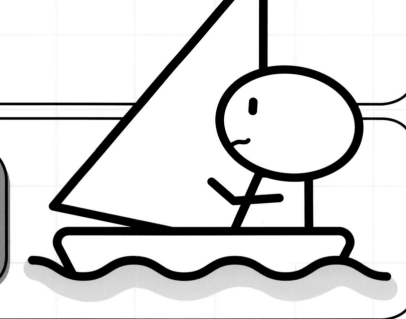

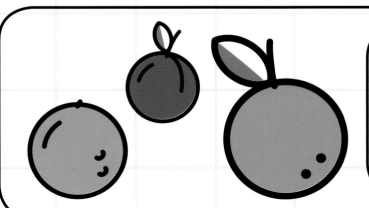

膀胱排空时就像一颗李子那么大，而充满时能扩张到一个橘子，甚至一个葡萄柚那么大。

呵护你的膀胱： 检查小便

我们每天需要喝足够的水，才能维持肾的正常工作和身体的健康，这一点不可忽视哦！你可以通过检查小便的方法，来判断是否喝了足够的水。

含水过多

含水充足

含水刚好（但还需再喝一些水）

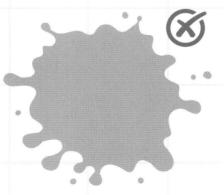

有点儿脱水

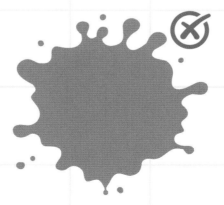

脱水

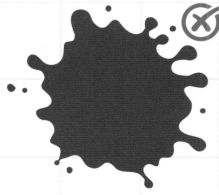

严重脱水

吃一些特定的食物，喝一些颜色鲜艳的饮料，或者患了某些疾病，也会使你的小便有所不同。

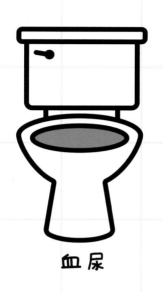

血尿

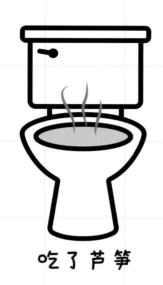

吃了芦笋

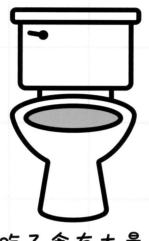

吃了含有大量色素的食物

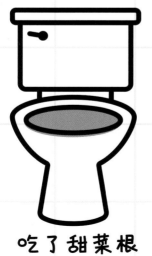

吃了甜菜根

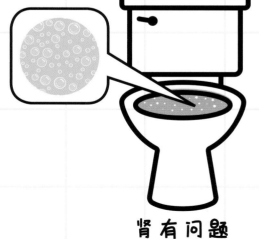

肾有问题

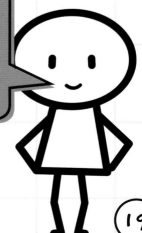

如果你发现这些迹象，请一定马上告诉照顾你的家长！

呵护你的膀胱： 正确喝水

读到这里，你大概已经知道了喝水的重要性吧！但是喝多少才算足够呢？
让我们一起来看看吧！

年龄段	所需水分	250毫升的杯子
婴儿	1升以内（从牛奶中获取）	0杯（婴儿能从牛奶中获取每日所需的全部水分）
9岁以下的儿童	大约1升	🥛🥛🥛🥛
9—13岁的儿童	大约2升	🥛🥛🥛🥛 🥛🥛🥛🥛
成年女子	大约2升	🥛🥛🥛🥛 🥛🥛🥛🥛
成年男子	大约3升	🥛🥛🥛🥛🥛🥛 🥛🥛🥛🥛🥛🥛

以下情况更是要多喝水：

- 天气炎热
- 正在运动或者刚运动完
- 身体不舒服

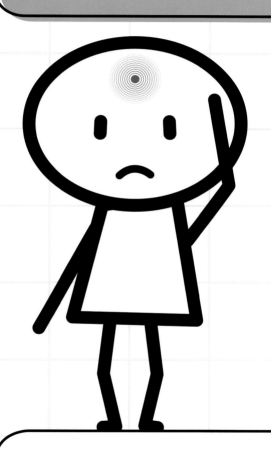

伊恩，你需要多喝点水了！

脱水会导致头痛和疲劳。如果出现脱水的情况，你可能无法集中注意力，也不能清晰地思考问题，你的嘴唇和嘴巴都会发干。

记得喝足够的水

水车：把这一页复印出来（或者你自己画一张），每天，当你喝了一杯水，就把图上的水杯涂上颜色！看一看，你补充了足够多的水吗？

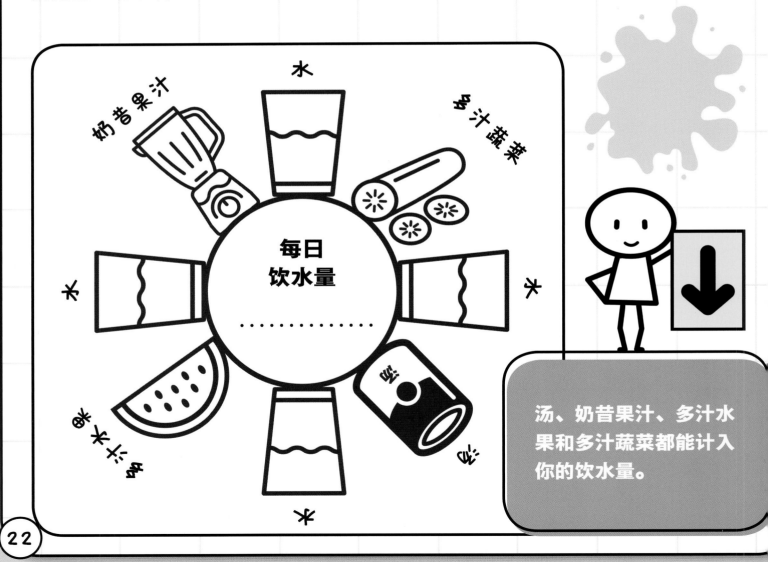

汤、奶昔果汁、多汁水果和多汁蔬菜都能计入你的饮水量。

海报设计

你能设计一张海报来提醒人们每天喝足够的水吗？

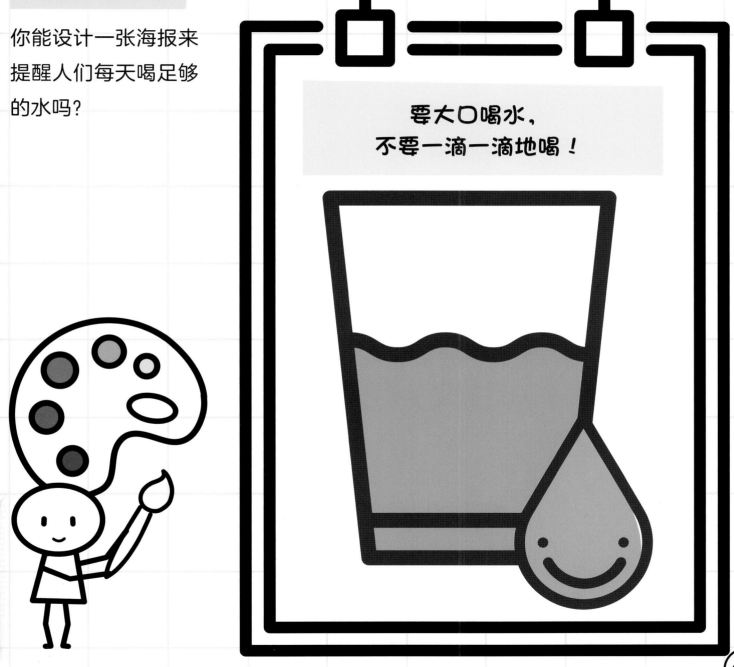

术语表

过滤　　通过某物（比如滤网）去除一些不需要的物质。

感染　　由灰尘、细菌和病毒进入体内引起的疾病。

括约肌　能打开或关闭身体开口的肌肉环。

盆腔区域骨盆或髋骨周围的区域。

器官　　生命的组成部分，肩负着特殊而重要的使命，用来维持身体
　　　　　　正常工作。

神经　　一束携带着身体信息的细小纤维。

脱水　　每日饮水量没有达到身体的基本需求。

系统　　生命体中由不同器官组成、能够完成某种特定生理功能的结
　　　　　　构功能单元。

索引